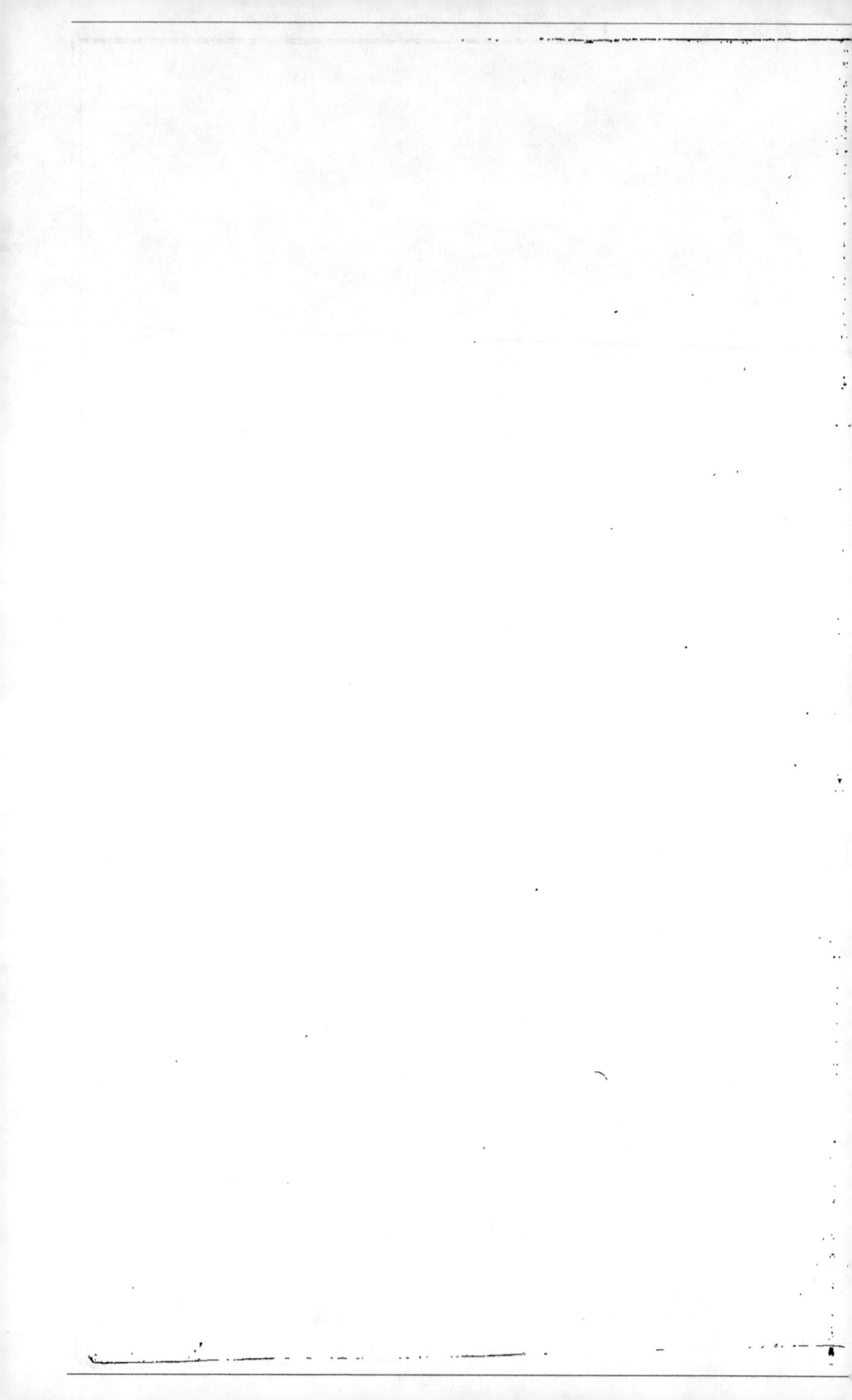

DU RÉGIME ALIMENTAIRE

AU POINT DE VUE

DE L'HYGIÈNE, DE LA PATHOGÉNIE

ET PRINCIPALEMENT

DE LA THÉRAPEUTIQUE.

—•—

DISCOURS

historique et critique,

PRONONCÉ, LE 12 MAI 1856,

A l'ouverture de la Séance publique de la Société impériale de Médecine, Chirurgie et Pharmacie de Toulouse;

Par G. FOURQUET, Président,

Docteur en médecine de la faculté de Montpellier, Médecin opérant, Médecin titulaire des Hôpitaux civils, ancien Prosecteur et Directeur des travaux anatomiques de l'Ecole de Médecine de Toulouse; ancien Professeur particulier d'Anatomie, de Physiologie et de Chirurgie; ancien interne des Hôpitaux; ancien Médecin titulaire des Dispensaires, Médecin honoraire de ces établissements; ancien Médecin des épidémies; Membre du Comité central de vaccine; ex-Professeur suppléant à l'Ecole de Médecine, chargé des accouchements artificiels, des maladies des femmes et des enfants; Membre correspondant de plusieurs Académies et Sociétés savantes nationales et étrangères, du Congrès scientifique de France, etc.

—◈—

TOULOUSE,

IMPRIMERIE DE JEAN-MATTHIEU DOULADOURE,

RUE SAINT-ROME, 41.

1856.

SOCIÉTÉ IMPÉRIALE

DE

MÉDECINE, CHIRURGIE ET PHARMACIE

DE TOULOUSE.

Séance du 12 Mai 1856.

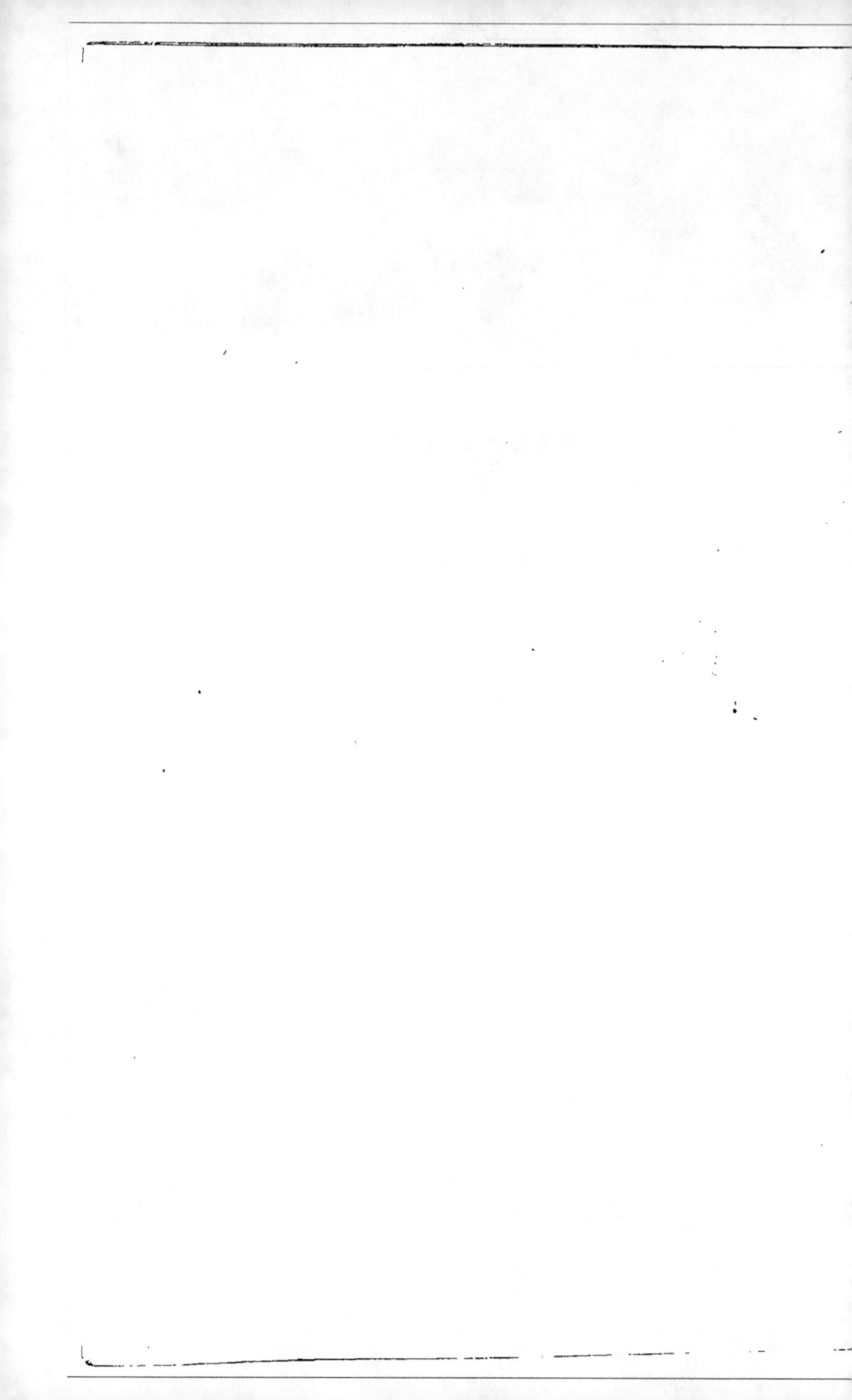

DU RÉGIME ALIMENTAIRE

AU POINT DE VUE

DE L'HYGIÈNE, DE LA PATHOGÉNIE

ET PRINCIPALEMENT

DE LA THÉRAPEUTIQUE.

DISCOURS

historique et critique,

PRONONCÉ, LE 12 MAI 1856,

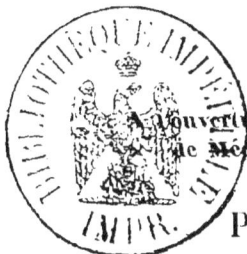

À l'ouverture de la Séance publique de la Société impériale
de Médecine, Chirurgie et Pharmacie de Toulouse ;

Par G. FOURQUET, Président,

Docteur en médecine de la faculté de Montpellier, Médecin opérant, Médecin titulaire
des Hôpitaux civils, ancien Prosecteur et Directeur des travaux anatomiques de l'Ecole
de Médecine de Toulouse ; ancien Professeur particulier d'Anatomie, de Physiologie et
de Chirurgie ; ancien interne des Hôpitaux ; ancien Médecin titulaire des Dispensaires,
Médecin honoraire de ces établissements ; ancien Médecin des épidémies ; Membre du
Comité central de vaccine ; ex-Professeur suppléant à l'Ecole de Médecine, chargé des
accouchements artificiels, des maladies des femmes et des enfants ; Membre correspondant de plusieurs Académies et Sociétés savantes nationales et étrangères, du
Congrès scientifique de France, etc.

TOULOUSE,

IMPRIMERIE DE JEAN-MATTHIEU DOULADOURE,

RUE SAINT-ROME, 41.

1856.

DU RÉGIME ALIMENTAIRE

AU POINT DE VUE

DE L'HYGIÈNE, DE LA PATHOGÉNIE

ET PRINCIPALEMENT

DE LA THÉRAPEUTIQUE.

———

MESSIEURS,

Je m'étais proposé de vous présenter quelques considérations sur le régime médical, au point de vue de l'hygiène, de la pathogénie, et de la thérapeutique; mais en présence des acceptions diverses et trop étendues du mot *régime*, je dois, pour préciser mon sujet et ne point dépasser les limites prescrites par la solennité de ce jour, me borner à vous entretenir du régime alimentaire, envisagé principalement dans le traitement des maladies.

Telle que je la comprends, cette branche de la Médecine embrasse, non-seulement l'ensemble des aliments, mais encore celui des boissons. Ainsi restreint, ce sujet ne laisse pas que d'offrir quelque intérêt, surtout dans l'état actuel de la thérapeutique. Cette partie du régime n'est-elle pas d'ailleurs plus en rapport avec les travaux ordinaires de notre Institution?

S'il est vrai qu'hygiéniquement parlant, l'usage des aliments et des boissons, bien choisis et employés d'une

manière rationnelle, concourt puissamment à la forma-
tion et au développement d'une bonne organisation, la
corrige lorsqu'elle est défectueuse, maintient dans l'état
normal l'exercice des fonctions du corps et de l'esprit, et
favorise une longévité exempte, autant que possible,
d'infirmités physiques et morales; s'il est prouvé en pathogénie que les maladies dont l'homme est atteint pro-
viennent le plus souvent de son genre de vie; si une
nourriture insuffisante et de mauvaise qualité, si l'intempérance engendrent les affections les plus nombreuses,
les plus graves et les plus avilissantes ; si l'intempérance
surtout est, comme on l'a dit, la mère nourricière des
Médecins, et si, comme l'a écrit précédemment Salomon,
plus occidit gula quàm gladius(1), n'est-on pas contraint
de reconnaître que le régime alimentaire doit exercer
une puissante influence comme agent thérapeutique?

En effet, Messieurs, les anciens attachaient une grande
importance à cette partie de l'art de guérir, soit qu'ils
ne possédassent pas encore un grand nombre de remèdes
pharmaceutiques, soit qu'ils eussent observé attentivement les remarquables effets des aliments et des boissons, dans l'état de santé et dans celui de maladie. Hippocrate, Celse, Galien, Arétée, etc., ont fait du régime
une étude spéciale et ont laissé des ouvrages précieux
sur cette matière.

Le père de la Médecine ne portait pas moins de soin à
choisir le régime alimentaire, que le médicament proprement dit. Celse a écrit : Les aliments donnés à propos
sont d'excellents remèdes ; mais il est difficile d'en régler
l'usage. La Médecine, a dit Galien, n'a pas de remède

---

(1) Selon un proverbe vulgaire, *le ventre est la caverne de tous nos maux.*

assez efficace pour porter un secours certain, si le remède n'est pas secondé, ou s'il est contrarié par le régime alimentaire. Les médicaments, dit Sydenham, ne suffisent pas pour guérir les maladies chroniques : le Médecin doit porter toute son attention sur le régime. D'après Frédéric Hoffman, la diète et l'abstinence préviennent et guérissent un grand nombre de maladies. Qui ne connaît ce mot piquant d'un de nos grands praticiens du siècle dernier, Desmoulins : *Je laisse après moi*, disait-il à ses amis, *deux grands Médecins, la diète et l'eau.*

Si le praticien ne connaissait pas l'autorité des pères de la Médecine, l'expérience de tous les jours lui démontrerait l'influence du régime dans le traitement des maladies.

D'un côté, ne voit-il pas souvent des affections aiguës guérir rapidement par le repos, par les boissons appropriées et autres moyens hygiéniques? D'un autre côté, ne voit-on pas des maladies contre lesquelles avaient été employés inutilement, pendant longtemps, un grand nombre d'agents pharmaceutiques, plus ou moins actifs, combattues avec succès par un régime végétal convenablement prolongé? L'observation lui prouvera toujours que les moyens diététiques, quelque simples qu'ils soient, recèlent à la fois des propriétés nutritives et des qualités médicamenteuses, et qu'aujourd'hui, comme au temps d'Hippocrate, de Celse, de Galien, etc., les moyens pharmaceutiques seraient insuffisants s'ils n'étaient secondés par l'administration des boissons et des aliments.

Puisqu'il est évident que le régime alimentaire peut exercer une telle influence dans la cure des maladies, il est indispensable de savoir sur quelles bases il faut l'établir.

Le médecin doit être fixé sur les effets immédiats et secondaires des aliments et des boissons, aussi bien que sur ceux des médicaments proprement dits. Il faut donc qu'il connaisse la composition chimique, les propriétés naturelles des substances alimentaires, et que, sans descendre dans les détails de l'art culinaire, il puisse apprécier les changements généraux qu'elles éprouvent par l'effet des préparations et assaisonnements divers qu'on leur fait subir avant de les introduire dans notre économie. Ici, comme pour la matière médicale, une classification, fondée sur les propriétés de ces substances est nécessaire.

A la faveur d'une distribution simple et claire reposant sur ces principes, le Médecin pourra remplir toutes les indications, d'une manière rationnelle, par le régime diététique seul ou combiné avec les agents pharmaceutiques. Seulement il établira des différences suivant le genre, la période des maladies, suivant l'âge, le sexe, le tempérament, les habitudes et l'idiosyncrasie des sujets, etc.

De ce qui précède, il résulte que le choix d'un régime convenable à chaque affection, à chaque individu, et son application méthodique ne sont pas faciles, comme les gens du monde et des Médecins même semblent le croire. Aussi que d'erreurs préjudiciables ne sont-elles pas commises tous les jours, à ce sujet, avec la sécurité la plus complète, dans l'état de santé comme dans l'état de maladie!

Aujourd'hui, comme au temps de Boerhaave, on pourrait dire avec raison, que celui qui demanderait d'une manière absolue quel est le meilleur régime, ressemblerait au voyageur qui chercherait quel est le vent le plus favorable pour naviguer, alors que la route à parcourir serait inconnue.......

Ici, Messieurs, se présentent naturellement des questions aussi graves que délicates, qui ont occupé les plus grands Médecins :

Quelles sont les maladies où il faut défendre la nourriture?

Quelles sont celles où il faut la permettre et même l'ordonner?

Quel est le temps où il convient de la prescrire?

Quelle est la quantité? quelle est la qualité?

Que faut-il penser des désirs et des répugnances des malades?

Existe-t-il des cas où il faille forcer ces derniers à prendre ou à recevoir des aliments?

Avant d'aller plus loin, reconnaissons que les hommes de l'art ne doivent pas, comme le vulgaire, entendre par le mot *nourriture*, les aliments tels qu'on les emploie dans l'état de santé. Toute substance solide ou liquide, qui renferme quelque principe nutritif, ou assimilable au sang et aux tissus de nos organes, doit être considérée comme nourriture par le Médecin et par le malade.

D'après cette acception, avouée par la logique, il n'y a pas de malade qui n'ait besoin d'une alimentation solide ou liquide.

Les éléments qui constituent le corps humain, déjà altérés de diverses manières par l'état de maladie, doivent être sans cesse modifiés, renouvelés même, par l'emploi méthodique de boissons ou d'aliments appropriés.

A l'exception de quelques maladies des organes digestifs, dans lesquelles une substance quelconque est rejetée, ou bien augmente trop les souffrances et les autres accidents morbides, l'abstinence *absolue* n'est jamais nécessaire.

En général, il a été reconnu que, dans les affections

inflammatoires aiguës et de courte durée , avec pléthore et forte réaction fébrile, la nourriture doit être supprimée, ou bornée à de simples boissons. Alors les indications sont de diminuer la masse des humeurs, d'atténuer la plasticité du sang, de modérer l'énergie des fonctions organiques exaltées, de favoriser la résolution des parties engorgées , en laissant les malades s'alimenter de leur propre substance par une véritable *autophagie*.

Dans les maladies chroniques, au contraire, l'alimentation est indispensable pour soutenir les forces de la vie et renouveler le matériel de nos organes, pendant leur durée si variable.

Les maladies anciennes sont identifiées avec la constitution des solides et des liquides, et ne peuvent être guéries que par une sorte de *rénovation* de tout le système vivant. Or, c'est principalement dans le régime bien choisi, prolongé et méthodiquement suivi, qu'on pourra puiser les moyens les plus efficaces pour obtenir cette espèce de *métamorphose*. Les effets des aliments sont incessants, profonds et persistants. Au contraire, les effets du médicament proprement dit, sont en général interrompus, superficiels et passagers.

Les premiers s'exercent principalement sur les molécules matérielles des tissus , s'identifient avec elles , les renouvellent sans cesse en se substituant à leur place, pendant un certain temps, par les phénomènes intimes, mais lents, de la nutrition.

Les seconds portent plus spécialement sur les propriétés vitales et les fonctions de nos organes, en activent, modèrent et régularisent l'action. Les molécules du médicament pénètrent, il est vrai, avec le sang, dans toutes les parties de notre corps, comme celles de l'aliment ; mais elles ne s'identifient pas, ou ne s'assimilent que peu avec la substance propre des tissus élémentaires de l'organisation.

Il n'existe pas cependant une ligne de démarcation bien tranchée entre l'aliment et le médicament; car un grand nombre de substances présentent des caractères communs à l'un et à l'autre.

S'il est possible de produire une *médication reconstituante,* suivant la vraie signification du mot, il est donc évident que c'est dans les maladies chroniques qu'il faut en faire l'application, et que c'est dans les diverses parties du régime alimentaire qu'on en trouvera les principaux éléments.

Toutefois, je suis loin de penser que le régime seul puisse toujours suffire dans le traitement des maladies chroniques : l'association des agents pharmaceutiques aux aliments est le plus souvent nécessaire pour préparer, régulariser et soutenir l'action des organes digestifs et assimilateurs : preuve nouvelle que la Médecine et la Pharmacie sont unies par des liens très-étroits, qu'elles sont solidaires et inséparables dans la pratique, que le médicament et l'aliment se prêtent de réciproques secours.

Telles furent les doctrines des meilleurs observateurs de l'antiquité ; telles ont été les opinions des plus grands Médecins modernes ; tels sont les principes qui servent de base à votre pratique, dont la théorie et les résultats sont exposés dans vos séances intimes.

A toutes les époques néanmoins, il y a eu des hommes qui, cédant à des idées systématiques, à l'ambition de se distinguer, à l'impatience des malades ou à leur impatience personnelle, ont voulu s'ouvrir une autre

voie. Ils ont eu recours à des remèdes nombreux, quelquefois violents, dans le traitement des maladies de
longue durée.

Quelques-uns ont persisté dans leurs tentatives avec
d'autant plus d'ardeur que le mal était plus rebelle.....
De là, cette multitude de médicaments, tour à tour pré-
conisés et abandonnés, pour la cure des affections chroniques!

Ces tentatives thérapeutiques se multiplièrent à me-
sure que la Chimie et la Pharmacie prirent de l'extension,
que la passion des formules à puissance occulte, spéci-
fique et absolue, s'empara de l'esprit des Médecins et des
Pharmaciens. Elles ont continué, depuis que notre noble
profession a été lancée d'une manière si scandaleuse dans
le domaine de l'industrie!!.....

En général, les résultats bien appréciés de ces métho-
des exceptionnelles, appliquées aux maladies internes,
n'ont tourné ni à l'avantage des malades, ni à la gloire
de ceux qui les ont inventées ou prônées.....

Qu'il est regrettable qu'une science qu'on a pu appeler
divine et *sacerdotale,* soit soumise à l'influence de la
mode, des préjugés vulgaires et des mœurs du temps,
alors qu'elle ne devrait avoir pour base que l'observation
exacte des faits rigoureusement appréciés, et pour but le
bien de l'humanité!

Reconnaissons-le, Messieurs, les princes de l'art de
guérir ont fait une juste part aux moyens hygiéniques.
Par la précision des indications, la simplicité et l'oppor-
tunité des prescriptions; par l'application raisonnée des
règles du régime en général et du régime alimentaire en
particulier, ils se sont distingués de la tourbe des médi-
castres ignorants ou charlatans, de ces hommes qui, avec

ou sans titres, ont fait et font tous les jours un étalage pompeux, aussi facile que trompeur, de remèdes de toute espèce, de médicaments plus ou moins composés, de procédés opératoires particuliers, plus ou moins anciens, mais proclamés nouveaux, et cherchent à persuader la multitude ébahie et avide de remèdes que rien, pas même les maladies réputées incurables, ne peut résister à leurs recettes, à leurs spécifiques, audacieusement qualifiés d'infaillibles!

Sans doute, dans le traitement des maladies, il faut faire concourir les remèdes moraux avec les remèdes physiques, agir autant et quelquefois plus sur l'esprit, l'imagination et les passions, que sur la sensibilité ordinaire et le matériel des organes. Le Médecin, digne de ce nom, doit consoler et encourager les malades, quel que soit leur état; mais sa conduite sera, dans tous les cas, conforme aux principes d'une loyale franchise et d'une consciencieuse probité; c'est du reste le meilleur moyen de se faire estimer..... Oui, Messieurs, le Médecin sera nécessairement respecté, s'il sait se respecter lui-même.

Le temps où il est permis d'accorder de la nourriture et celui où il faut la prescrire dans le cours des maladies dont la marche est plus ou moins véhémente, a été toujours un point de thérapeutique délicat et embarrassant, surtout pour les jeunes praticiens. A toutes les époques, il a été le sujet d'opinions divergentes parmi les hommes de l'art. Hippocrate blâma l'opposition qui existait entre les médecins de son temps sur l'ordre et le nombre des jours pendant lesquels devaient être privés de nourriture les individus atteints de maladies aiguës.

Il la blâma d'une part, parce qu'elle pouvait nuire aux malades, et de l'autre, parce qu'elle exposait l'art de

guérir aux sarcasmes, à la critique du vulgaire, qui l'as-
similait à la science, si incertaine, des augures.....

Depuis le père de la Médecine jusqu'à nous, les avis
ont été également partagés sur cette matière difficile,
principalement parmi les auteurs de systèmes.......

Le Médecin prudent, se conformant au précepte de
Celse et aux enseignements de l'expérience, ne s'astrein-
dra jamais à une méthode exclusive, absolue. Sa conduite sera différente suivant un grand nombre de circonstances, relatives les unes à la maladie et les autres
au malade. Ces particularités doivent être livrées au discernement, à l'expérience et au tact médical du praticien.

En effet, Messieurs, celui qui apprécie convenablement
les lois si variables qui régissent la Médecine, ne cher-
chera point à en soumettre la pratique à des règles fixes.
Elle a été appelée, avec raison, la science des exceptions
et des individualités morbides. De là vient que l'application clinique en sera toujours difficile, même pour le
Médecin instruit.

Cependant on peut dire d'une manière générale, que
ce n'est ni au début violent, ni pendant la période d'ac-
croissement d'une maladie aiguë, non plus que dans
les exacerbations, les crises, les redoublements, les
accès des maladies continues, rémittentes ou intermit-
tentes, qu'il sera accordé ou prescrit une alimentation
substantielle; mais bien dans la période de déclin, surtout au commencement de la convalescence, qui se manifeste ordinairement par le réveil de l'appétit et quelquefois par la faim. Dans les fièvres graves et longues,
on n'attend pas que le malade soit tombé dans l'inanition
avancée, si celle-ci s'annonce avant la convalescence.

Dans tous les cas, il faut considérer la constitution

du sujet, sa santé antérieure, ses habitudes, l'état actuel des fonctions digestives et assimilatrices, le degré des forces générales, et la manière dont elles pourront résister au mal, en triompher même, pendant le cours plus ou moins long de la maladie. Dans les cas douteux, il vaut mieux être trop circonspect que trop hardi. Il faut craindre de compromettre, de détruire même en un instant, par un acte de complaisance ou de précipitation spontanée, ce qui a coûté tant de soins et de sollicitudes, en provoquant des accidents trop souvent mortels, par les effets d'une alimentation prématurée.

La quantité de nourriture doit être toujours en rapport avec l'ensemble des circonstances qui viennent d'être énumérées, ainsi qu'avec la nature, le siége, la période et la durée présumée de la maladie. Il est préférable de rester en deçà des limites rationnelles que de les dépasser.

En général, les gens du monde, principalement les classes inférieures, ont horreur de ce qu'on appelle vulgairement la diète. Après quelques heures, ou quelques jours de privation d'aliments solides, ils ont peur de mourir de faim, etc... Les aliments liquides et semi-liquides ne sont pas de la nourriture à leurs yeux. De sorte que le Médecin doit presque toujours veiller à ce que le malade, par lui-même ou par les personnes qui l'entourent, ne se permette un excès d'alimentation. Il est donc nécessaire que l'homme de l'art cherche à convaincre *tout le monde* que l'abstinence d'aliments solides, même du bouillon, est souvent le moyen de guérison le plus prompt et le plus efficace; qu'elle peut être supportée plus longtemps et moins péniblement dans l'état de maladie que dans l'état de santé; que d'ailleurs la nature livrée à elle-même en indique l'usage, et qu'enfin, les boissons en général, les médicinales surtout, contiennent toutes des substances nutritives (1). Il insistera sur cette vérité, qu'une nourriture intempestive, trop copieuse ou mal choisie, aggraverait le mal, abattrait les forces digestives au lieu de les relever.

Quant à la qualité, l'alimentation mérite toute l'attention du Médecin. Il faut choisir celle dont les effets sont en rapport avec les indications à remplir et analogues aux propriétés des médicaments mis en usage. Comme Hippocrate l'avait recommandé, le médicament doit, autant que possible, se trouver dans l'aliment.

Mais le Médecin ne peut pas toujours déterminer le choix de la nourriture. Dans l'état de maladie, il se manifeste quelquefois des désirs particuliers, bizarres et exclusifs, portant, chez quelques sujets, sur des choses qui répugnaient dans l'état de santé, et dont les effets rationnels et ordinaires sont souvent opposés aux vues de la thérapeutique.

L'expérience a prouvé que ces appétences doivent être prises en considération, satisfaites même, lorsque les objets vivement désirés ne sont pas nécessairement nuisibles. Elles peuvent être regardées comme des inspirations salutaires de la nature. Le praticien les appréciera cependant avec soin ; car les appétits insolites des malades ont été souvent des indications illusoires ou nuisibles.

Ce qui vient d'être exposé des désirs, s'applique en général aux répugnances. Elles seront respectées, s'il n'y a pas de trop graves inconvénients.....

Concluons de ce qui précède, que le choix et les règles

---

(1) L'abstinence volontaire et l'abstinence forcée ont des effets bien différents.

du régime alimentaire sont très-importants et très-difficiles.

L'application clinique de cette partie de la thérapeutique offre, à son tour, de nombreux embarras, quelquefois de sérieux inconvénients.

Le malade, les parents et tous ceux qui l'approchent, s'arrogent le droit de commenter, de critiquer, de modifier, chacun à sa façon, et toujours au détriment du malade, les prescriptions de l'homme de l'art. Si, dans une maladie plus ou moins longue, il y a à choisir entre le conseil du vulgaire et celui du médecin savant et consciencieux, mais pas assez heureux pour guérir le mal au gré de l'impatience, qui ne sait que la préférence est souvent accordée à l'empirisme, au commérage, ou bien au charlatanisme, aussi intrigant que malicieux, qui se glisse adroitement partout, déguisé sous les formes et les prétentions les plus diverses ?.........

En général, on a vu résulter les plus grands avantages d'une diététique appropriée et bien suivie.

Jamais, ou à peu près, ce qu'on appelle communément la *diète*, ni même l'abstinence complète, raisonnées et attentivement surveillées, n'ont occasionné des regrets. Que de fois des accidents graves, funestes même, trop souvent attribués au Médecin, n'ont-ils pas été, au contraire, le résultat d'un régime livré à l'arbitraire, ou bien de la violation des prescriptions d'un praticien habile.

Nous sommes arrivé à la partie la plus délicate de notre sujet. Il s'agit d'un point de pratique très-difficile, même pour le Médecin instruit et expérimenté.

Existe-t-il des états morbides où l'on doive prescrire des aliments substantiels, alors que le malade n'en

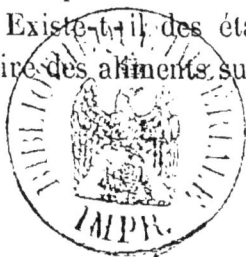

désire point, qu'il a même de la répugnance pour toute espèce de nourriture ?

Faut-il quelquefois le contraindre à recevoir de l'alimentation solide, lorsque les organes digestifs sont le siége principal de la maladie, qu'ils sont atteints de lésions vitales et anatomiques diverses, de désordres fonctionnels graves, compliqués d'altérations sérieuses de l'appareil de l'innervation, comme on l'observe dans les fièvres de mauvaise nature, surtout dans le cours de la maladie désignée communément sous le nom de fièvre typhoïde ou de dothinentérie ?

Je répondrai affirmativement avec quelques observateurs distingués, qui, tout récemment, ont rappelé l'attention des praticiens sur ces délicates et importantes questions. Quel est celui d'entre nous qui n'a point observé ces divers cas ? N'avons-nous pas vu quelquefois des malades, après une diète sévère, un peu trop prolongée peut-être, digérer des aliments solides bien choisis, tandis qu'ils rejetaient par le vomissement et la lienterie les tisanes et le bouillon ?

Heureusement ces circonstances aussi graves que difficiles se présentent rarement.

Trop d'enthousiasme en faveur de la diète excessive et des autres moyens débilitants, le défaut d'attention et l'inexpérience du Médecin, un état d'épuisement antérieur du malade par des causes diverses, une lésion profonde du système nerveux cérébro-spinal, etc., sont capables de donner lieu à un état de faiblesse générale, d'insensibilité, d'indifférence, d'inanition, et d'exténuation tel, que le malade n'ait aucun désir de manger, n'ait pas la conscience de sa position, ni du besoin de réparation qu'éprouve l'organisme, et qu'alors il y ait nécessité, urgence même, à lui faire prendre des aliments, comme on le force à prendre des remèdes.

Mais, dans les conjonctures exceptionnelles dont il s'agit, avec quelle vigilance, avec quel discernement le Médecin clinicien ne doit-il pas chercher à distinguer les effets de la maladie, des remèdes, et même d'une abstinence nécessaire, de ceux de l'inanition proprement dite ! car ces divers effets réclament des moyens particuliers de traitement.....

Des abus regrettables, relatifs à la diète trop rigoureuse, à la méthode débilitante en général, provenant de l'exagération d'un système médical encore moderne, ont provoqué une réaction dans la partie de la thérapeutique qui nous occupe.

Des praticiens justement distingués ordonnent avec succès des aliments dans les fièvres gastro-intestinales graves et longues, spécialement dans la fièvre typhoïde. Ils contraignent même quelquefois les malades à recevoir une nourriture substantielle dans le cours de ces affections, contre lesquelles on ne prescrivait naguère qu'une diète sévère et ce qui constitue l'ensemble de la méthode antiphlogistique.

Le praticien prudent prendra en sérieuse considération les opinions des nouveaux réformateurs; il appréciera, au lit du malade, les motifs et les bases sur lesquels elles sont établies; mais il évitera avec soin les excès dont les résultats ont été démontrés par l'expérience de tous les siècles. En voulant fuir un écueil, il veillera à ne pas se heurter contre un autre écueil non moins à craindre.

En effet, n'a-t-on pas reconnu de tous les temps que les accidents insolites et imprévus, les perforations

intestinales, dans la dothinentérie, et les rechutes trop
souvent mortelles observées dans les maladies graves,
pouvaient être attribuées le plus fréquemment à des
écarts de régime ?

Il serait déplorable, Messieurs, que le Médecin con-
tribuât à la perte de ses malades, en leur prescrivant ou
un excès d'alimentation, ou une abstinence trop rigoureuse et trop longtemps prolongée.

L'esprit d'observation et d'analyse tiendra donc le
praticien instruit, attentif et judicieux, dans les limites
d'une salutaire modération.

Je ne saurais terminer, mes chers Collègues, sans vous
exprimer mes sentiments de vive gratitude pour le
concours bienveillant que vous m'avez prêté pendant
tout le temps que j'ai été appelé à diriger vos incessants
et utiles travaux.

Qu'il me soit permis aussi d'adresser, au nom de la
Société de Médecine, des remercîments bien sentis au
premier Magistrat de la cité, et à toutes les personnes
si distinguées, qui veulent bien par leur présence,
contribuer à l'éclat de cette solennité, et ajouter à
l'honneur des récompenses que nous allons décerner aux
Lauréats.

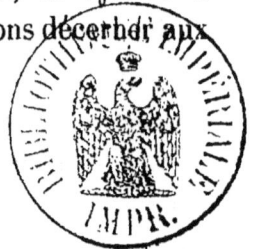

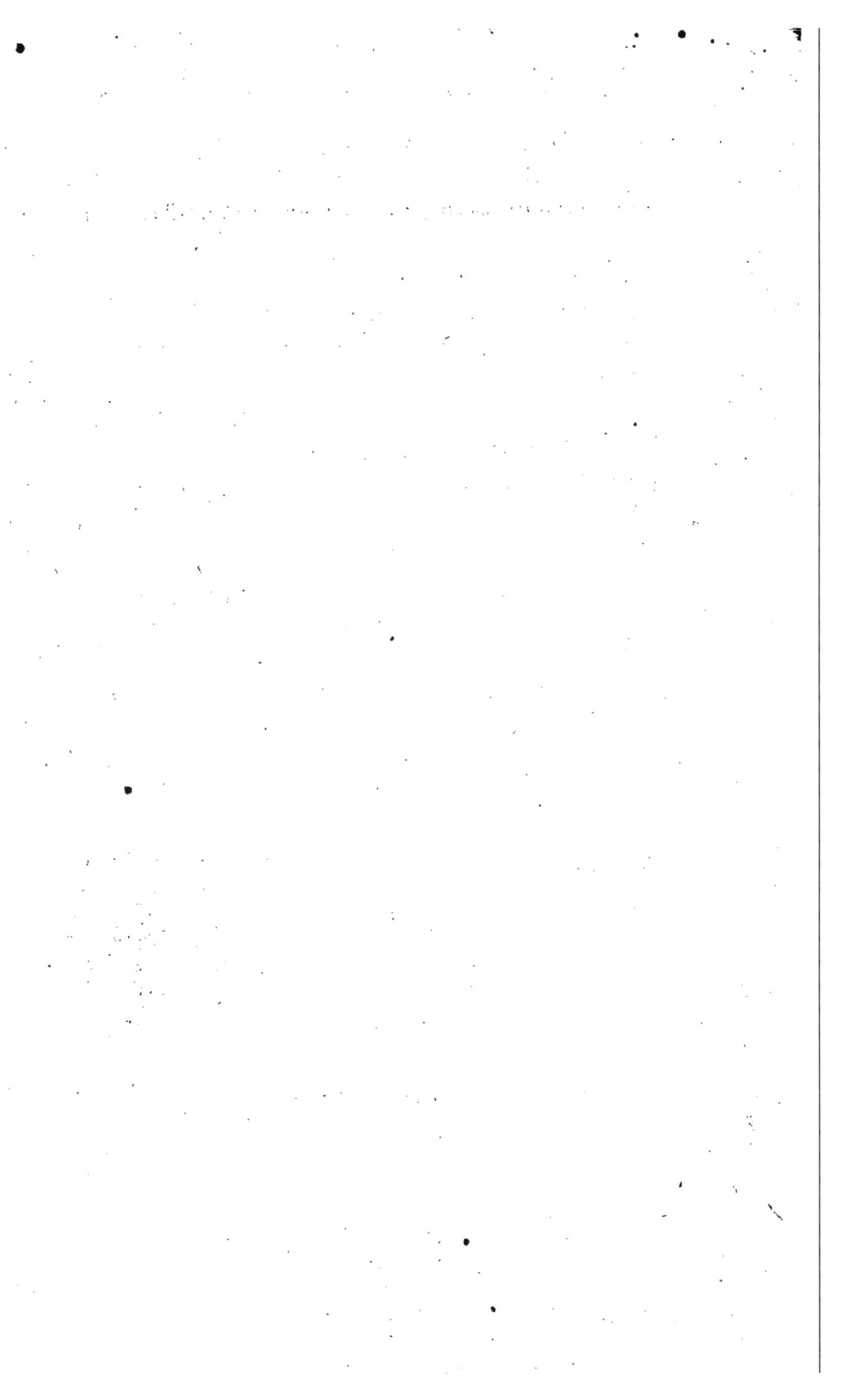

OUVRAGES DU MÊME AUTEUR

Qui se trouvent chez GIMET, *libraire, et à la* Librairie Centrale, *rue Saint-Rome*, 46, *à Toulouse.*

Essai sur le Croup, etc., avec le traitement médical et chirurgical (cautérisation et trachéotomie). Paris, 1834.

Anatomie chirurgicale et maladies de la région de l'anus, avec des observations cliniques. 1838.

Nouvelles considérations pratiques sur l'opération de la pierre, avec des observations particulières à l'auteur. 1839.

Opérations de bec-de-lièvre pratiquées avec succès par l'auteur dans les premières semaines après la naissance, par un procédé nouveau. 1840.

Observations et réflexions pratiques sur l'apoplexie en général, et en particulier sur celle qui survient pendant ou peu de temps après le repas. 1841.

De l'application du forceps lorsque le tronc de l'enfant a franchi la vulve et que la tête est retenue dans le bassin, avec des observations particulières à l'auteur. 1842.

Divers cas de chatonnement du placenta. 1843.

De la version céphalique (accouchement). 1844.

Opérations de la cataracte, accompagnées de réflexions. 1845.

Opérations de staphylôme, avec des réflexions. 1846.

Observations d'accouchements artificiels, présentation de l'épaule, avec issue de la main, lues à la Société de Médecine. 1850.

Guérison d'un croup *confirmé*, traité par les saignées, les émétiques, les mercuriaux et la *cautérisation* ; expulsion de deux tubes pseudo-membraneux considérables bien caractérisés. 1851.

De l'accouchement par la face, soit spontané, soit artificiel, avec des observations. 1852.

Deux observations de chorée générale aiguë très-intense, terminées l'une par la guérison et l'autre par la mort, avec des réflexions sur cette singulière maladie. 1853.

Nouvelles considérations sur l'accouchement par les fesses, spontané et artificiel, avec des observations. 1854.

Discours sur les constitutions atmosphériques au point de vue de l'hygiène, de la pathogénie et de la thérapeutique. 1854.

Des rapports qui ont existé entre la médecine, la chirurgie et la pharmacie ; des phases diverses qu'ils ont présentées, principalement en France. 1855.